DIETA PALEO

A Dieta Completa Paleo para Principiantes Perderem Peso

(O Guia Essencial da Dieta Paleo para te Ajudar a Perder Peso)

Gary Noel

Traduzido por Daniel Heath

Gary Noel

Dieta Paleo: A Dieta Completa Paleo para Principiantes Perderem Peso (O Guia Essencial da Dieta Paleo para te Ajudar a Perder Peso)

ISBN 978-1-989837-86-3

Termos e Condições

De modo nenhum é permitido reproduzir, duplicar ou até mesmo transmitir qualquer parte deste documento em meios eletrônicos ou impressos. A gravação desta publicação é estritamente proibida e qualquer armazenamento deste documento não é permitido, a menos que haja permissão por escrito do editor. Todos os direitos são reservados.

As informações fornecidas neste documento são declaradas verdadeiras e consistentes, na medida em que qualquer responsabilidade, em termos de desatenção ou de outra forma, por qualquer uso ou abuso de quaisquer políticas, processos ou instruções contidas, é de responsabilidade exclusiva e pessoal do leitor destinatário. Sob nenhuma circunstância qualquer, responsabilidade legal ou culpa será imposta ao editor por qualquer reparação, dano ou perda monetária devida às informações aqui contidas, direta ou indiretamente. Os respectivos autores são proprietários de todos os direitos autorais não detidos pelo editor.

Aviso Legal:

Este livro é protegido por direitos autorais. Ele é designado exclusivamente para uso pessoal. Você não pode alterar, distribuir, vender, usar, citar ou parafrasear qualquer parte ou o conteúdo deste ebook sem o consentimento do autor ou proprietário dos direitos autorais. Ações legais poderão ser tomadas caso isso seja violado.

Termos de Responsabilidade:

Observe também que as informações contidas neste documento são apenas para fins educacionais e de entretenimento. Todo esforço foi feito para fornecer informações completas precisas, atualizadas e confiáveis. Nenhuma garantia de qualquer tipo é expressa ou mesmo implícita. Os leitores reconhecem que o autor não está envolvido na prestação de aconselhamento jurídico, financeiro, médico ou profissional.

Ao ler este documento, o leitor concorda que sob nenhuma circunstância somos responsáveis por quaisquer perdas, diretas ou indiretas, que venham a ocorrer como resultado do uso de informações contidas neste documento, incluindo, mas não limitado a, erros, omissões, ou imprecisões.

Índice

Parte 1 1

Introdução 2

A Dieta Paleo: O Que É 2

ALIMENTOS PERMITIDOS/PROIBIDOS 4
O QUE NÃO COMER 5

Paleopara Atletas: Um Guia De Paleo Para Atletas 7

FASE 2: COMER DURANTE O EXERCÍCIO 8
FASE 3: COMER APÓS O EXERCÍCIO 9
FASE 4: COMER PARA RECUPERAÇÃO PROLONGADA 9
QUANTOS MACRONUTRIENTES PRECISAS? 13
RECEITAS DE PEQUENO-ALMOÇO 15
PRATOS PRINCIPAIS 21
RECEITAS PARA SNACKS 32

Receitas Paleo Para Dias Sem Treino 36

RECEITAS DE PEQUENO-ALMOÇO 36
PRATOS PRINCIPAIS 38

Conclusão 45

Parte 2 46

Introdução 47

Dietas Veganaspara O Café Da Manhã 48

1. PANQUECA DE GRÃO-DE-BICO 48
2. WAFFLE DE AVEIA E MIRTILO 49
3. AVELÃS COM COBERTURA DE CHOCOLATE 50
4. MUFFINS RECHEADOS COM GELEIA 51
5. TORRADAS COM FEIJÃO E ABACATE 52
6. GRANOLA COM MANTEIGA DE AMENDOIM 53
7. SANDUÍCHE VEGANO 54

8. Torrada Vegana Francesa 55
9. Feijões 56
10. Mingau De Coco 57

Dietas Veganas Para O Almoço 58

11. Pizza Vegetariana Italiana 58
12. Arroz Mexicano Com Legumes 59
13. Hamburguer De Batata Doce 61
14. Sanduíche Vegano 62
15. Sopa De Grão-De-Bico 63
16. Massas Veganas 64
17. Macarrão Com Brócolis E Queijo 65
18. Calzones Veganos 66
19. Macarrão Vegano De Queijo E Pesto 68
20. Tacos De Abóbora (Butternut) 70
21. Salada Vegana ComTahini 71
22. Salada De Grão-De-Bico 72
23. Tortilhas DeLegumes E Queijo 73
24. Macarrão Com Amendoim 75
25. RolinhosPrimavera DeAbacate 76
26. Sopa Vegana DeBatata 77
27. Salada De Couve 79
28. Fettuccine Com Couve-Flor 81
29. Tacos De Lentilha E Couve-Flor 82
30. Sanduíche De Grão-De-Bico Mexido 83
31. Mini Tortilla Pizza 84
32. Sanduíche De Tomate E MolhoPesto 85
33. Sanduíche De Cogumelos Portobello 86
34. Salada De Milho E Quinoa 87
35. Batata Doce Recheada 88

Sobremesa Para Dietas Veganas 89

36. Crumble De Maçã De Micro-Ondas 89
37. Torta Creme Vegana De Banana 91
38. Cupcake De Queijo Com Manteiga De Amendoim 93
39. Torta Mousse De Chocolate 95

40. Biscoitos Veganos 96
41. Brownies De Caramelo 97
42. Tarte De Chocolate E Framboesa Sem Assar 99
43. Massa De Biscoito Sem Assar... 100
44. Torta De Queijo, Limão E Framboesa 101

Batidas Para Dietas Veganas 102

45. Shake De Banana Com Manteiga De Amendoim 103
46. Batida Torta De Limão 103
47. Batida Cremosa De Pêssego 104
48. Batida De Morango Anti-Inflamatório 105
49. Shake Bolo De Aniversário 106
50. Batida De Chocolate Com Manteiga De Amendoim 106

Conclusão 108

Parte 1

Introdução

Quero agradecer e felicitá-lo por escolher este livro.
Se é um atleta, entende a importância de estar sempre em forma. Ao viajar pelas páginas da nossa história, uma coisa que se nota rapidamente sobre o homem antigo é o seu corpo magro e em forma. A maioria dos historiadores atribui isso aos alimentos que ingeria, bem como ao seu modo de vida, isto é, de caçador e coletor, que se traduzia em exercício.
Neste livro, veremos como acoplar a dieta paleo com exercícios similares àqueles em que o homem paleolítico se envolveu, enquanto caçava e colhia, para rápida perda de gordura, perda de peso saudável e um corpo magro.
Obrigado novamente por escolher este livro, espero que goste!

A Dieta Paleo: O que é

Também conhecida como dieta paleolítica, a dieta Paleo baseia-se na alimentação

que os nossos ancestrais, o homem paleolítico, praticavam há milhões de anos atrás. Por mais de 4 milhões de anos, o homem prosperou com nutrientes e alimentos paleolíticos que combatiam doenças, que incluíam proteínas animais magras, frutas, legumes e uma boa seleção de nozes e sementes.
No entanto, nos últimos 10.000 anos, em que o homem modernizou todos os aspectos da sua vida, foram introduzidos alimentos, como laticínios, grãos e legumes, que o corpo humano inato de 4 milhões de anos ainda não se adaptou. Assim, esses alimentos "não ideais" e o estilo de vida de dieta que trazem consigo incentivam uma saúde má e impedem o máximo desempenho.
A dieta Paleo serve para eliminar alimentos açucarados e inflamatórios e, em vez disso, aumentar os alimentos ricos em nutrientes para otimizar o perfil da pessoa em dieta. Alimentoscomo grãos, açúcares adicionados, laticínios ricos em proteína e legumes, contêm açúcares simples e substâncias inflamatórias, como

o glúten, e substâncias que afetam o metabolismo.

As variedades processadas destes alimentos contêm conservantes, açúcares adicionados, corantes artificiais, sódio e outros aditivos que são tóxicos para o corpo. Além disso, óleos de sementes vegetais, como óleo de soja, óleo de canola, óleo de amendoim e óleo de milho, podem levar a doenças cardiovasculares.

Para perceber melhor a dieta Paleo, vamos ver o que comer e evitar durante a dieta.

Alimentos Permitidos/Proibidos

A dieta Paleo apresenta uma grande variedade de alimentos saudáveis, entre eles mariscos, algas, frutas, ovos, peixes, aves e legumes. Nesta dieta, deve comer alimentos como:

1.Vegetais de folha-verde: coma vegetais não-amiláceos (sem amido) que crescem acima do solo, como brócolos, repolho, espinafres, aipo, alface e couve.

2.Frutas com baixo índice glicêmico, como bagas, limão, limão, maçã, abacate, uvas e melão.

3. Ovos de frango, avestruz, peru, gansos e outros animais de capoeira (a palavra-chave aqui é pasto).
4. Carne orgânica de peixe, frango, carne bovina e suína; pode comer peitos de frango, presunto, coxas de frango, carne seca e peixe.
5. Sementes e nozes, como sementes de abóbora, nozes, sementes de linho, amêndoas, nozes e castanhas de caju.
6. Gorduras como azeite, óleo de coco, abacate e outras gorduras saudáveis. Estes também promovem saciedade e perda de peso.

As suas escolhas alimentares devem ser frutas e vegetais orgânicos e uma variedade de carnes e ovos criados ao ar livre para aumentar o nível nutricional e reduzir as toxinas.

O que não comer

1. Alimentos de baixo valor nutricional, como grãos e alimentos à base de grãos, **não são permitidos**: fique longe de arroz, massa, pão e milho. Açúcares refinados podem aumentar os seus níveis de açúcar no sangue e, graças a descidas nos níveis de açúcar, podem resultar em fadiga e desejos.

2. Produtos lácteos, especialmente se for intolerante à lactose. Evite produtos lácteos mais processados, como queijos, iogurte, leite em pó, manteiga e leite gordo.

3. Bebidas alcoólicas contendo glúten e açúcar, poisdescompensam o equilíbrio do açúcar no sangue. Evite cerveja, tequila, vodka, uísque e outros tipos de bebidas alcoólicas.

4. Sumos de frutas, uma vez que estes têm uma elevada concentração de açúcar.

5. Leguminosas como feijão e ervilha, amendoim e outras leguminosas.

6. Evite carnes gordurosas, snacks e alimentos muito salgados, como cachorros-quentes, biscoitos, latas de trigo, doces e batatas fritas. Evite adoçantes artificiais; em vez disso, use pequenas quantidades de mel, *Stevia* ou *Maple syrup*para adoçar os alimentos.

Paleopara Atletas: Um Guia de Paleo para Atletas

Se treina muito, especialmente se for fisiculturista ou atleta profissional, essa dieta apoia todas as suas necessidades energéticas, assim como o conceito de uma dieta saudável. No entanto, como atleta, será necessária a produção de energia sustentada para o treino horas após horas e uma recuperação rápida após o exercício. Assim, para adotar a dieta Paleo para perda de peso e melhoria na saúde, o cobiçado equilíbrio, terá de criar uma Dieta Paleo modificada especificamente adequada para si e para as suas necessidades. Essa dieta irá ajudar a combinar alimentos de alto índice glicêmico com alimentos com baixo teor de hidratos de carbono que ajudam a suportar desportos ou exercícios desafiadores.

Por esta razão, alguns alimentos não ideais na dietaPaleo são permitidos, mas de forma limitada ou com base em estágios diários de alimentação em relação ao exercício. Por exemplo, pode comer vegetais ricos em amido, como inhame, batata, batata doce, beterraba e abóbora. No entanto, deve monitorizar a quantidade que consome particularmente se pretende perder peso ou restringir a ingestão desses alimentos para dias de treino.

Vamos ver como isso funciona:

Fase 1: Comer Antes do Exercício

Os atletas devem ingerir hidratos de carbono, que variam de baixo a moderado índice glicémico, 2 horas antes de treinos longos ou atividades desportivas. A dieta tem que ter proteína suficiente, gorduras e rica em fibras que promovam a saciedade.

Nesta fase, deve consumir cerca de 200 a 300 calorias por hora antes do início do período de exercício. Se for mais difícil comer 2 horas antes do exercício, ingira cerca de 200 calorias 10 minutos antes do exercício.

Fase 2: Comer Durante O Exercício

Durante o exercício, deve consumir hidratos de carbono de alto índice glicêmico, de preferência em forma de líquidos. Aqui, pode aproveitar e beber smoothies, quando ou se estiver trabalhando por períodos mais longos; alternativamente, beba água pura para eventos que demorem menos de uma hora. Dependendo do tamanho do seu corpo e da natureza do exercício, consuma de 200 a 400 calorias durante o exercício.

Fase 3: Comer Após O Exercício
30 minutos após o treino, consumir uma bebida de recuperação composta de proteínas e hidratos de carbono na proporção de 1: 4. Considere vários smoothies nutritivos, como smoothie de couve e mirtilo com algumas colheres de proteína em pó. Para facilitar a recuperação muscular, prioritize essa janela de 30 minutos.

Fase 4: Comer para Recuperação Prolongada
Algumas horas após o exercício, continue a concentrar a sua dieta em hidratos de carbono de índice moderado a alto índice glicémico. Aqui, considere uma proporção de hidratos de carbono para proteína de 4-

5: 1 e coma alimentos ricos em glicose para sustentar o processo de recuperação. Coma alimentos como arroz integral, pão integral e massa, batata doce, passas e outros hidratos de carbono complexos. Para o resto do dia, concentre-se em alimentos Paleo ideais, como frutas, verduras e carnes magras, até voltar à Fase 1.

Os 7 Princípios Paleo para um Desempenho Atlético Ótimo

Abaixo estão **7 princípios Paleo** para o desempenho atlético:

1. Apenas consuma alimentos integrais e naturais, em oposição a variedades processadas que contenham aditivos. Alimentos não processados são nutritivos e não contêm substâncias artificiais, como corantes ou sabores.

2. Adicione uma abundância de legumes, frutas, nozes e ingestão moderada de vegetais ricos em amido, como batata-doce. Frutas com baixo teor de carboidratos e vegetais verdes são nutritivos e promovem a saciedade, o que, por sua vez, inibe lanches desnecessários.

3. Aumente a ingestão de proteínas magras de fontes como carne de caça, cortes magros de carne vermelha, peixe e frango. A ingestão de proteínas é benéfica porque facilita o crescimento geral, bem como a reparação de células desgastadas.

4. Aumentar o consumo de ácidos gordos Ómega 3 de alimentos como nozes, peixes gordurosos, abacates, ovos

orgânicos e outras fontes alimentares saudáveis. Estas gorduras têm uma estrutura química estável, menos inflamatória.

5. Não consuma gorduras transgénicas em alimentos como produtos assados, margarina, frituras e snacks processados. Essas gorduras saturadas são inflamatórias para as células e podem levar a doenças cardiovasculares.

6. Não coma carnes processadas como carnes frias, salsichas e bacon, bem como laticínios ricos em gordura. Estas carnes são ricas em nitratos, conservantes, açúcar e outras toxinas que destroem o seu metabolismo.

7. Adopte a água como a sua bebida principal, especialmente durante e após os exercícios. A água é hidratante e não tem adição de produtos químicos ou açúcares.

Quantos Macronutrientes precisas?

A dose diária recomendada de proteínas, hidratos de carbono e gorduras depende do quanto treina. Assim, deverá manter uma ingestão constante de proteína ao longo do ano entre 20-25% da sua ingestão total diária de calorias.
Apesar de ser contrário do que os nossos ancestrais ingeriam, é recomendável reduzir a ingestão de proteína a favor de uma dieta rica em hidratos de carbono, simplesmente por os atletas precisarem de uma dieta rica em proteína, mas o corpo utilizar hidratos de carbono para gerar energia para o treino.
Uma vez que precisa de proteína para o simples propósito de crescimento muscular e de células corporais, a necessidade de proteína ainda ronda as 1.2-2.2 gramas/kg do peso corporal. Em caso de dúvida,este estudo confirma que até atletas experientes consegues manter o crescimento muscular se a sua ingestão de proteína se mantiver neste intervalo.

Como deve equilibrar a ingestão de gorduras e hidratos de carbono enquanto transita de um período sem exercício para um de exercício de alta intensidade? **Antes de treino** garantir que 30% das calorias ingeridas são provenientes de gorduras e os restantes 5% de hidratos de carbono complexos.

Durante o treino de alta intensidade, aumentar a ingestão de hidratos de carbono para cerca de 60 por cento para atender a crescente demanda por combustível para o corpo. A ingestão de gordura deve ser em torno de 20% mais ou menos conforme a proteína consumida. Nos períodos em que o treino é muito reduzido, retorne aos alimentos Paleo tradicionais para evitar possíveis ganhos de peso.

Vamos olhar para as refeições que deve comer nos dias em que treina.

Receitas Paleo para Dias de Treino
Receitas de Pequeno-Almoço
Barritas de Pequeno-Almoço Paleo
Serve 16
Ingredientes
¼ chávena de passas
¼ chávenade amêndoas laminadas
½ chávenade sementes de girassol
½ chávenade sementes de abóbora
½ chávenade coco ralado, sem açúcar
1 colher de chá de extracto de baunilha
1 colher de sopa de água
2 colheres de sopa de mel
¼ chávenade óleo de coco
¼ colher de chá de sal marinho Céltico
1 chávenafarinha de amêndoa
Instruções
1. Misture o sal e a amêndoa no processador de alimentos e, em seguida, adicione a água, o mel, o óleo de coco e a baunilha.
2. Acrescente as passas, as amêndoas, as sementes de girassol, as sementes de abóbora e o coco.

3. Coloque a massa num tabuleiro de 8 por 8 e molhe as mãos para ajudar a soltar a massa.

4. Cozinhe durante 30 minutos a 175ºC e sirva em seguida.

Portobello Bakes
Serve1
Ingredientes
Sal &pimenta
2 colheres de sopa de salsa picada
4 fatias de bacon
2 ovos grandes
2 cogumelos Portobello
1 colher de sopa de óleo de coco ou azeite
Instruções
1. Pré-aqueça o forno a 200ºC e utilize o óleo de coco ou zeite para untar ligeiramente uma assadeira.
2. Remova as hastes dos cogumelos usando uma faca, para criar uma forma de tigela pequena.
3. Coloque os cogumelos na assadeira com o lado direito para cima e asse por cerca de 5 minutos. Lembre-se de virar de cabeça para baixo e depois assar por mais 5 minutos.
4. Enquanto isso, prepare o bacon. Use uma folha de alumínio para forrar uma assadeira e, em seguida, posicione as tiras de bacon numa única camada. Asse o bacon por 10-15 minutos até terminar.

5. Retire os cogumelos do forno, abra 1-2 ovos em cada um e volte a colocar no forno.

6.Asse por mais 10-15 minutos para que as claras e as gemas cozinhem como desejado.

7. Deixe o bacon arrefecer antes de cortá-lo em tamanhos pequenos. Para servir, polvilhe os pedaços de bacon e ovos com salsa.

Cestas de Ovos e <u>Presunto</u>
Serve 1
Ingredientes
2 ovos grandes
2 fatias de presunto
Spray de cozinha, antiaderente
Salsa fresca, manjericão ou cebolinho
Sal e pimenta a gosto
Instruções
1. Pré-aqueça o forno a200ºC. Entretanto, use um spray de cozinha, antiaderente, para revestir ligeiramente 2 formas de muffin.
2. Em cada forma de muffin, coloque uma fatia de presunto e abra um ovo em cada forma.
3. Leve ao forno a meia altura até que as gemas cozinhem, mas ficando líquidas. Deverá levar aproximadamente 13 minutos.
4. Tempere os ovos com sal e pimenta e cuidadosamente remova os ovos das formas
5. Polvilhe o prato com salsa picada, cebolinho ou manjericão.

Muffins de Abacate& Bacon
Serve 12
Ingredientes
Sal&pimenta
½ colher de chá de bicarbonato de sódio
½ chávena de farinha de coco
1 chávena de leite de coco
2 chávenasde abacate
4 ovos
6 pedaços de bacon (toucinho)
1 cebola pequena
Instruções
1. Pré-aqueçao forno a 180ºC. Com o óleo de coco, unte 12 formas de muffin
2. Pique finamente o bacon e a cebola e leve-os a ganhar cor numa frigideira.
3. Enquanto isso, use um garfo para misturar os ovos e o abacate e depois misture o leite.
4. Acrescente o sal e a pimenta, o bicarbonato e o coco e misture bem para dissolver todos os pedaços.
5. Envolva com ¾ da mistura de cebola e bacon.
6. Dividaa mistura entre as 12 formas e cubra coma cebola e o bacon reservados.

7. Coloque as formas em forno pré-aquecido por cerca de 20 minutos e deixe arrefecer antes de desenformar.

8. Sirva imediatamente ou coloque no frigorifico para um pequeno-almoço ao ar livre.

Pratos Principais

Salmão Grelhado com Tomate e Manjericão

Serve 1

Ingredientes

¼ colher de chá de pimenta moída na hora
2 tomates médios, finamente cortados
¼ chávena de manjericão fresco, em fatias finas
1/3 chávena de manjericão fresco
1 filé inteiro de salmão selvagem
1 colher de sopa de azeite extra-virgem
1 colher de chá de sal kosher, dividido
2 dentes de alho picados

Instruções

1. Em fogo médio, pré-aqueça a grelha e depois amasse o alho e o sal picados sobre uma tábua de corte para obter uma pasta.

2. Despeje a pasta em uma tigela pequena e junte o óleo. Prepare o salmão e remova as espinhas, se desejar.
3. Unte o papel de alumínio com spray de cozinha e, em seguida, coloque o salmão no papel alumínio, com a pele para baixo.
4. Espalhe a mistura de alho no peixe e polvilhe com cerca de 1/3 chávena de manjericão.
5. Sobreponha as fatias de tomate e polvilhe com pimenta e ¼ colher de chá de sal.
6. Em uma grelha, coloque o peixe em uma folha e, em seguida, grelhe por cerca de 10-12 minutos até que lasque facilmente.
7. Deslize o salmão para uma travessa com duas espátulas grandes.
8. Para servir o peixe, polvilhe com ¼ chávena de manjericão.

Fajitas de Frango Paleo
Serve 3
Ingredientes
3 peitos de frango orgânicos cortados em pedaços
Folhas de alface orgânicas

Pitada de Molho Picante
¾ chávena deTessemae'sSouthwestRanch (ou outro molho para Fajitas)
2 colheres de sopa de massa de alho
3pimentões cortados em tiras
3 cebolas amarelas em fatias

Instruções

1. Combine a massa de alho, os pimentões, as cebolas, o molho e o frango numa tigela.
2. Em fogo médio, aqueça um wok ou uma frigideira grande e adicione a mistura acima. Cozinhe o conteúdo até que os legumes estejam macios e o frango cozinhe.
3. Enrole as fajitascom a alface e sirva com molho picante.

Salada de Bife Paleo
Serve 2
Ingredientes
1 colher de sopa de azeite, virgem extra orgânico
¼ chávena de coentro
½ jicama (nabo mexicano)
1 abacate inteiro, em cubos
2 tomates médios crus, cortados
225 gr de espinafres frescos
1 colher de sopa de banha
225 gr. de bife
Para o molho
Sal marinho e pimenta
1 colher de sopa de azeite
Sumo de 3 a 4 limas
Instruções
1. Tempere o bife com sal e pimenta e depois derreta a banha em fogo médio-alto numa frigideira de ferro fundido.
2. Frite o bife por 4 minutos, vire e cozinhe o outro lado por 3-4 minutos.
3. Retire o bife do lume e deixe arrefecer por 10 minutos. Em seguida, corte-o finamente.

4. Enquanto isso, misture os legumes numa tigela grande e comece a fazer o molho. Retire o sumo das limas para uma tigela e misture o azeite. Tempere com pimenta e sal a gosto.

5. Para servir, cubra a salada com o bife e tempere com o molho.

Frigideira de Porco & Batata
Serve 4
Ingredientes
Sal e pimenta a gosto
2 colheres de chá de vinagre de vinho branco
1 colher de sopa de alecrim fresco picado
2 colheres de sopa de tomilho fresco picado
2 grandes costeletas de porco com osso
680 gr de batatas vermelhas, em pedaços pequenos
½ cebola vermelha grande picada
4 dentes de alho picados
2 colheres de sopa de óleo

Instruções
1. Pré-aqueça o forno a 180ºC enquanto aquece um pouco de óleo em uma frigideira grande à prova de calor.
2. Adicione a cebola e o alho e cozinhe até a cebola ficar translúcida. Junte as batatas picadas e continue a cozinhar por 10 minutos.

3. Adicione as costeletas de porco, alecrim e tomilho juntamente com o vinagre de

vinho branco. Doure as costeletas dos dois lados.

4. Coloque a frigideira no forno pré-aquecido e cozinhe por 30 a 40 minutos.

5. Uma vez que as batatas cozinhem e a carne atinja os 75ºC, retire do forno. Tempere com sal e pimenta.

Strogonoff de Vaca
Serve 2-4
Ingredientes
½ colher de chá de pimenta preta
½ colher de chá de sal marinho
2/3 chávena de creme de coco grosso
1 ½ chávena de caldo de carne
1 colher de sopa de pó de araruta
4 dentes de alho
1 ½ colher de chá de alecrim
1 ½ colher de chá de tomilho
2 colheres de sopa de pasta de tomate
450 gr de carne picada
225 gr. de cogumelos brancos, fatiados
1 cebola em cubos
2 colheres de sopa de óleo de coco ou azeite; extra-virgem
2 colheres de sopa de banha

Instruções

1. Derreta um pouco de banha com uma colher de sopa de óleo de coco em uma frigideira.

2. Acrescente as cebolas, os cogumelos e refogue até dourarem e amaciarem. Transfira para um prato.

3. Numa colher de sopa de óleo, doure a carne moída até que perca o tom rosa e, em seguida, volte a colocar os cogumelos e as cebolas na panela.

4. Adicione o alho, alecrim, tomilho e tomate, refogue por 3 minutos; baixe o fogo para lume médio.

5. Para a mistura de carne, polvilhe o pó de araruta e mexa.

6. Neste ponto, adicione o caldo de carne e mexa. Em seguida, deixe ferver por cerca de 5 minutos para engrossar o molho.

7. Uma vez feito, deixe arrefecer por alguns minutos e depois misture o creme de coco.

8. Quando estiver pronto, sirva sobre o macarrão de batata-doce, o arroz cozido de couve-flor ou esparguete de abóbora.

Salmão com Funcho Assado
Serve 1
Ingredientes
Salmão
2 colheres de sopa de amêndoas laminadas
2 colheres de chá de mel orgânico puro
2 filés de salmão selvagem (225gr)
Erva-doce Assada
Sumo de limão
Sal marinho
Azeite
1 bolbo de funcho
Instruções
1. Pré-aqueça o forno a 200ºC.
2. Corte as hastes de erva-doce e reserve para enfeitar ou para sopas, se desejar. Pique o funcho em pedaços e regue com azeite, pimenta e sal.
3. Asse a erva-doce por 30 minutos e espalhe mel nos filés de salmão. Cubra com amêndoas laminadas.
4. Coloque o salmão com o lado da pele voltado para baixo numa assadeira. Depois da erva-doce estar no forno por 30 minutos, coloque também o salmão.

5. Asse os dois por 12 minutos ou até o peixe assar e as amêndoas dourarem.

Receitas para Snacks
Batido de Proteína Verde

Serve 2

Ingredientes

3-4 cubos de gelo ou conforme necessário
1 ½ colher de chá de óleo de coco virgem
2 colheres de sopa de folhas de hortelã fresca
1/3 chávena de manga congelada
3-4 colheres de sopa de sementes de cânhamo
¾ chávena de aipo picado
1 chávena de pepino picado
1 grande maçã doce, cortada e picada
1 chávena de repolho
½ chávena de sumo de toranja, fresco

Instruções

1. Adicione o sumo de toranja ao liquidificador e acrescente o gelo, o óleo de coco, a hortelã, a manga, as sementes de cânhamo, o aipo, o pepino, a maçã e a couve. Misture esses ingredientes em potência alta até obter uma consistência suave. Adicione um pouco de água, se necessário.

2. Transfira o batido para um copo e beba imediatamente.

Barras De Baunilha de Cereja
Serve 12
Ingredientes
2-3 colheres de sopa de água
10 gotas de *Stevia* de baunilha
⅓ chávena de arando, seco
⅔ chávena de cerejas secas
⅓ chávena de farinha de linhaça dourada
2 ½ chávenas de amêndoas
Instruções
1. Num processador de alimentos, coloque a *Stevia*, o arando, as cerejas, a farinha de linhaça e as amêndoas e bata até ficar homogéneo.

2. Adicione água e volte a misturar para obter uma mistura que se assemelhe a uma bola. Remova do processador e pressione a mistura n uma assadeira de 20cm x 20cm. Leve ao frigorífico por algumas horas.

3. Corte em barras e sirva.

Batido de Pera &Couve
Serve 1
Ingredientes
5 cajus crus
1 colher de proteína de whey de baunilha, sem açúcar
1 colher de sopa de sumo de limão
1 chávena de pêra
1 chávena de pepino
1 chávena de couve
1 chávena de água
Instruções
1. Num liquidificador, coloque os ingredientes acima e, em seguida, segure a tampa.
2. Misture por cerca de 1 minuto.
3. Adicione um pouco de água caso precise de uma consistência mais fina e continue a misturar por 20 minutos.

Receitas Paleo para dias sem treino

Estas receitas equilibram vegetais, proteínas e gorduras saudáveis, ao contrário daquelas receitas de alta proteína e hidratos de carbono para os dias de treino.

Receitas de Pequeno-Almoço

AlmostOatmeal

Serves 2

Ingredientes

1 colher de chá de noz-moscada, fresca
1 colher de chá de canela, a gosto
2 colheres de sopa de leite de coco em conserva, gordo, sem açúcar
4 colheres de sopa de manteiga de amêndoa, crua
1 ½ chávenas de maçã, sem açúcar
Frutos secos ou frescos a gosto

Instruções

1. Misture os ingredientes acima num tacho em lume médioaté aquecer. Mexa sempre até estarem bem incorporados.
2. Adicione os frutos secos ou frescos para melhorar o sabor.

Ovos mexidos com legumes
Serve 1
Ingredientes
2 colheres de sopa de óleo de coco
Rabanete e rebentos de soja
2 rabanetes ralados
1 pitada de pimenta caiena
1 colher de sopa de açafrão
1 pequeno dente de alho picado
2 folhas de couve, desfiada
2 ovos biológicos
Instruções
1. Aqueça um tacho e levemente refogue o alho em óleo de coco.
2. Parta os ovos e cozinhe-os até estarem quase prontos, mexendo sempre..
3. Uma vez quase prontos, acrescente açafrão, couve picada e pimenta caiena.
4. Se desejar, cubra com os rebentos e rabanete e aproveite.

Pratos Principais
Sopa de Coco
Serve 2
Ingredientes
1 colher de chá de Sriracha (molho de pimenta tailandês)
1 colher de sopa de molho de peixe
2 colheres de sopa de sumo de limão
55 gr cogumelos fatiados
1 colher de chá de gengibre
450 gr. camarão (ou frango)
2 chávenas de caldo de galinha
400 gr. de leite de coco orgânico
Instruções
1. Descasque e limpe o camarão ou se optar pelo frango, limpe-o e corte em pequenos pedaços.
2. Misture o gengibre, o caldo de galinha e o leite de coco num tacho em lume médio e deixe ferver. Baixe o lume e deixe a mistura ferver.
3. Adicione o sriracha, o molho de peixe, o sumo de limão, os cogumelos e o frango ou camarão e deixe ferver até que a carne cozinhe completamente. O frango deve

levar 10 minutos e o camarão menos de 5 minutos.
4. Retire as rodelas de gengibre e descarte, e decore com coentros frescos picados.

Frango com Molho de Tomate-Cereja
Serve 4-6
Ingredientes
¼ colher de chá de pimenta
½ colher de chá de sal
1,5 colher de chá de manjericão esmagado
680gr de tomate cereja
900grpanados de frango
1 colher de sopa de alho picado - cerca de 4 dentes
¾ chávena de cebola roxa em cubos
2 colheres de sopa de azeite
Instruções
1. Em lume médio, aqueça o óleo numa frigideira grande e junte a cebola e o alho. Cozinhe por cerca de 5 minutos. Use uma espátula para misturar periodicamente os ingredientes.

2. Na frigideira, adicione o frango e cozinhe por cerca de 3-4 minutos de cada lado para dourar. Peitos de frango mais grossos podem demorar mais, entre 6-8 minutos.

3. Num processador de alimentos, pique os tomates cereja e adicione à frigideira com o frango e misture.

4. Adicione pimenta, sal, manjericão e aqueça. Deixe ferver por cerca de 25 minutos antes de servir.

Pimentão Recheado
Serve 4
Ingredientes
¼ chávena de caldo de carne
Sal e pimenta a gosto
¼ chávena de mistura de tempero italiano caseiro
170gr de pasta de tomate
4 dentes de alho picados
1 cenoura em cubos
1 cebola em cubos
½ cabeça de couve-flor
450gr. de carne moída
4 pimentões
Instruções
1. Num processador de alimentos, misture alho, cenoura, cebola e couve-flor até ficarem bem processados.
2. Corte a parte superior dos pimentões, mantenha-as intactas e limpe as sementes.
3. Numa tigela, misture a pimenta, o sal, os temperos, a massa de tomate, a carne e os legumes e coloque a mistura dentro dos pimentões. Certifique-se que nivelaos

pimentões no topo e coloque-os no Slow Cooker.
4. Coloque de volta os topos dos pimentões. Despeje o caldo no fundo do Slow Cooker e cozinhe a mistura em lume baixo por cerca de 6-8 horas. Servir.

Macarrão de pepino com mirtilos
Serve 4
Ingredientes
1 chávena de folhas de coentros
2 chávenas de mirtilos
¼ chávena de bom azeite
¼ colher de chá de cominhos, moídos
1 dente de alho picado
4 colheres de chá de sumo de limão, fresco
2 pimentos grandes jalapeño, sem sementes e picadinhos
4 pepinos grandes
Sal

Instruções
1. Com a ajuda de uma mandolina, prepare os noodles de pepino.
2. Misture o azeite, os cominhos, o alho, o sumo de limão e os jalapeños numa tigela grande.
3. Adicione os coentros, os mirtilos e os noodles de pepino e misture bem.

Conclusão

Obrigado uma vez mais por descarregar este livro!

Como claramente demonstrado neste livro, devido à sua natureza, principalmente devido às suas raízes (a era Paleolítica em que o Homem tinha um físico esguio), a dieta Paleo é a dieta ideal para atletas profissionais.

Se seguir as instruções desenhadas neste livro para o antes, durante e após treino, o pneu teimoso na barriga vai derreter mais rápido do que pronunciar ou soletrar pneumonoultramicroscopicsilicovolcanoconiosis.

Obrigado e boa sorte!

Parte 2

Introdução

Este e-book foi escrito para ajudá-la(o) a escolher dentre uma variedade de dietas veganas que a(o) auxiliará na perda de peso, enquanto estiver cheia(o) de energia.
Este e-book cobre os seguintes tópicos:
Dietas veganas para o café da manhã
Dietas veganas para almoço
Sobremesa veganas
Batidas ou vitaminas de proteínas veganas
Espero que aprecie as receitas. Prossiga com a leitura e experimenteuma ou duas receitas diárias e poderá obter os melhores resultados em sua dieta.

Dietas veganas para o café da manhã

Seguem algumas dietas veganas que você pode experimentar no seu café da manhã. São rápidas e fáceis de preparar.

1. Panqueca de grão-de-bico

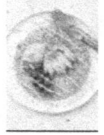

Porções: 1-2
Tempo de preparo: 15 minutos
Ingredientes
1/2 xícara (chá) de farinha de grão-de-bico
1/4 xícara (chá) de pimentão vermelho picado
1/2 xícara (chá) de água
2 colheres (chá) de água
1 cebola picada
1/4 de colher (chá) de fermento em pó
1/4 de colher (chá) de alho em pó
Tempero: sal e pimenta do reino
Modo de preparo
Para a massa: em uma tigela coloque a farinha de grão-de-bico, o fermento em pó, os temperos, incluindo o alho em pó e a água. Bater bem até que fique macia

ehomogênea.Agora adicione os legumes picados, o pimentão e a cebola.

Pulverize uma frigideira com azeite em fogo médio, coloque a massa da panquecae deixe por 5 minutos em seguida vire a massa e espere mais 5 minutos. Certifique-se de que ela doure de ambos os lados. Pode decorar com abacate, por exemplo.

Atenção: Esta panqueca leva mais tempo que as panquecas comuns.

2. Waffle de aveia e mirtilo

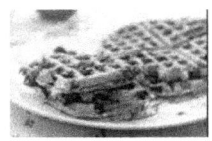

Porções: 3
Tempo de preparo: 30 minutos
Ingredientes:
1 xícara (chá) de farinha de trigo integral
1 colher (chá) de fermento em pó
1 xícara (chá) de aveia levemente cozida
1/3 xícara (chá) de polpa de maçã
3 colheres (chá) de xarope de bordo
2 colheres (chá) de óleo de canola
1 colher de (chá) de extrato de baunilha

1.5 xícaras (chá) de leite de amêndoas ou leite de coco
1/2 colher (chá) de sal
1.5 xícaras de mirtilos

Modo de preparo

Primeiramente, congele os mirtilos, é bem melhor usá-los congelados. Pré-aqueça amáquina de fazer waffles.Em uma tigela, misture a farinha, a baunilha, o fermento em pó e a aveia. E no meio dos waffles,coloque os líquidos:polpa de maçã, xarope de bordo, óleo de canola e o leite. Bata bem, em seguida, adicione os mirtilos.E para finalizar, pulverize a máquina com óleo e coloque uma boa quantidade de massa para assar os waffles.

3. Avelãs com cobertura de chocolate

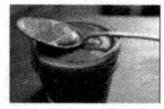

Porções: 6
Tempo de preparo: 15 minutos
Ingredientes:
1.5 xícaras (chá) de avelã
1 colher (chá) de óleo de avelã

3/4 xícara (chá) de açúcar
2 colheres (chá) de cacau em pó
2 colheres (chá) de soja em pó
1/4 colher (chá) de baunilha
Modo de preparo
Tostar as avelãs e misture-as enquanto estiverem quentes, em seguida adicione a baunilha e o óleo de avelã. Quando chegar na consistência de qualquer manteiga de nozes, adicione o resto dos ingredientes e misture novamente.Agoraapreciem, loucos por chocolate!

4. Muffins recheados com geleia

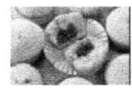

Porções: 8
Tempo de preparo: 35 minutos
Ingredientes:
1.5 xícaras (chá) de farinha de trigo
3/4 colheres (chá) de fermento em pó
1/2 colher (chá) de bicarbonato de sódio
1/3 xícara (chá) de geleia
2 colheres (chá) de baunilha
1/3 xícara (chá) de óleo vegetal
3/4 xícara (chá) de açúcar

2 colheres (chá) de açúcar
2 colheres (chá) de amido de milho
1 colher (chá) de vinagre de cidra
1 xícara (chá) de leite de soja
Uma pitada de sal
1/2 colher (chá) de noz-moscada

Modo de preparo

Primeiro pré-aqueça o forno a 180 C. graus, e prepare as formas de cupcake para os muffins. Em uma tigela, peneire a farinha, fermento em pó, bicarbonato de sódio, sal e baunilha. Em outra tigela, coloque o leite, vinagre e amido de milho, misture até que o amido de milho se dissolva completamente. Despeje na mistura de farinha e adicione o açúcar e a noz-moscada, bata bem. Despeje a massa nas formas de cupcake até a metade e coloque uma colher de chá de geleia bem no meio de cada muffin. Asse por 20-25 minutos. Salpique os cupcakes com açúcar.

5. Torradas com feijão e abacate

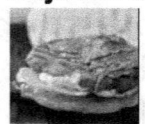

Porção: 1
Tempo de preparo: 10 minutos
Ingredientes:
2 fatias de torradas veganas
1 xícara (chá) de feijão frito vegano
1 abacate
Uma pitada de sal
Modo de preparo
Tostar o pão, cobrir com os feijões amassados com um garfo, em seguida coloque as fatias de abacate e polvilhe com sal e sirva. Se desejar, acrescentealgumas fatias de cebola.
Atenção: os feijões fritos podem ser preparados em casa ou comprados prontos.

6. Granola com manteiga de amendoim

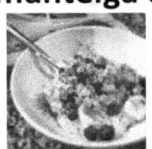

Porçao: 1
Tempo de preparo: 20 minutos
Ingredientes:

1 banana
2 colheres (chá) de manteiga de amendoim
2 colheres (chá) de mel
1 xícara (chá) de aveia
1/4 colher (chá) de canela
1/4 colher (chá) de baunilha

Modo de preparo

Pré-aqueça o forno a 180 C.graus,Em uma assadeira, coloque a aveiacom o restante dos ingredientes, exceto a banana. Deixe assarpor 15 minutos e adicione as fatias de banana fresca e em seguida sirva.

7. Sanduíche vegano

Ingredientes:

1 muffin inglês
Azeite de oliva virgem
2 colheres (chá) de salsichas de soja vegana
Uma pitada de pimenta-do-reino
3 fatias de pimentão
1 colher (chá) de xarope de bordo
1 colher (chá) de queijo vegano ralado
1 colher (chá) de manteiga vegana

Modo de preparo

Primeiro corte o muffin e aqueça-o na sanduicheira por um minuto. Coloque as salsichas veganas na grelha e, em seguida, adicione o pimentão. Quando estiverem prontas, cubra com o queijo. Abra o muffin, de um lado, coloque a manteiga e do outro lado, o xarope de bordo. Agora monte o sanduíche e coloque na sanduicheira novamente por mais 3 minutos. Sirva imediatamente!

8. Torrada vegana francesa

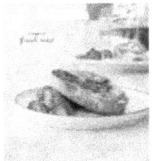

Porções: 3
Tempo de preparo: 20 minutos
Ingredientes:
6 fatias de pães veganos (ciabatta, por exemplo)
1 xícara (chá) de leite de amêndoa
1 colher (chá) de xarope de bordo
2 colheres (chá) de farinha de trigo
1 colher (chá) de canela
1 colher (chá) de levedura nutricional
1/4 colher (chá) de noz-moscada

Uma pitada de sal
Óleo de coco
Para as coberturas: mel e açúcar
Modo de preparo
Misture todos os ingredientes no liquidificador até que fiquem homogêneos. Coloque as fatias na mistura e vire-as para se certificar de que todas estão bem cobertas. Em uma frigideira, borrife um pouco de óleo de coco e coloque os pães. Deixe por um minuto e depois vire-as até ficarem douradas. Sirva quente com mel ou açúcar.

9. Feijões

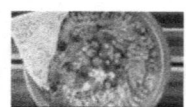

Porções: 4
Tempo de preparo: 10 minutos
Ingredientes:
1 lata de feijãoegipcio (loja vegana)
2 colheres (chá) de azeite de oliva
Suco de limão espremido na hora
Tempero: sal, cominho e páprica
1 dente de alho amassado
Modo de preparo

Em uma panela, coloque o azeite e o alho, quando o alho estiver dourado, adicione o feijão, o azeite e os temperos. Uma refeição saudável cheia de proteínas. Você vai adorar!

10. Mingau de coco

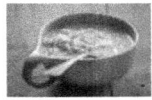

Porções: 3
Tempo de preparo: 1 hora
Ingredientes:
1/4 xícara (chá) de tapioca granulada
2 xícaras (chá) de água
1/2 xícara (chá) de coco em flocos sem açúcar
1 vidro de leite de coco
1 limão pequeno espremido (suco fresco)
1/3 xícara (chá) de açúcar
Modo de preparo
Primeiro, coloque a tapioca de molho em 2 xícaras de água por 30 minutos. Após, adicione o leite e o açúcar, mexa e deixe ferver. Reduza o fogodeixe esfriar por 15 minutos, em seguida, adicione o suco de

limão e despeje nas tigelas. Decore com flocos de coco.

Dietas veganas para o almoço

Aqui estão algumas ideias para o almoço também Em geral, as pessoas acham que fazer uma dieta vegana é difícil, e como poderiasegui-la? Não há variedades. ERRADO, são muitasideias, e aqui estão algumas para serem degustadas.

11. Pizza vegetariana italiana

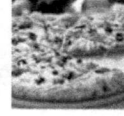

Porções: 3
Tempo de preparo: 8 horas
Ingredientes:
Para a massa
3 xícaras (chá) de farinha de trigo integral
Uma pitada de sal
1 colher (chá) de açúcar
1/2 xícara (chá) de leite de amêndoa
1/2 xícara (chá) de água
1 colher (chá) de tomilho
2 colheres (chá) de levedura nutricional
Para o molho
1 xícara (chá) de molho de tomate fresco

1 dente de alho amassado
2 colheres (chá) de azeite de oliva
Para a cobertura
Legumes favoritos
1 xícara (chá) de queijo
Modo de preparo
Em uma tigela pequena, coloque a levedura, o açúcar e 2 colheres de chá de leite morno. Misture e reserve. Em uma tigela grande, coloque a farinha, o sal e a mistura de levedura. Mexa bem e adicione o leite e a água. Cubra a tigela, e coloque na geladeira por 6-8 horas.

Separe a massa em duas partes, amasse em uma superfície enfarinhadaecoloque na forma. Para o molho, coloque o óleo, o alho e o molho de tomate. Deixe por 15 minutos e mexa de vez em quando. Despeja na massa de pizza, e em seguida acrescente os legumes e o queijo. Desfrute!

12. Arroz mexicano com legumes

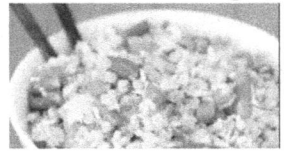

Porções: 4
Tempo de preparo: 50 minutos
Ingredientes:
2 xícaras de arroz branco
1/2 xícara (chá) de ervilhas e cenouras picadas
1/2 xícara (chá) de milho
1/4 xícara (chá) de feijão vermelho
1/2 xícara (chá) de molho de tomate
1 cebola pequena picada
2 colheres (chá) de óleo vegetal
2.5 xícaras (chá) de água
Tempero: sal, cominho, páprica, noz-moscada
Modo de preparo:
Em uma panela, coloque o óleo e todos os legumes, exceto o milho. Adicione o arroz depois de lavar,coloque a água, o molho de tomate e os temperos. Misture e mantenha a panela sem a tampa até que a água diminua pela metade. Tampe a panela e reduza o fogo ao mínimo. Leva aproximadamente 45 minutos. Adicione o milho e mexa, decore com coentro fresco e sirva.

Em uma frigideira, coloque uma ou duas colheres de chá de azeite e despeje o feijão com a quinoa e a cevada, misture bem e pode achatar a mistura com uma colhere fazer hamburguer. Dourede ambos os lados.

13. Hamburguer de batata doce

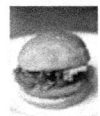

Porção: 1
Tempo de preparo: 30 minutos
Ingredientes:
1 batata doce assada
1/4 xícara (chá) de quinoa
1/4 xícara (chá) de cevada (seca)
2 colheres (chá) de azeite de oliva
2 colheres (chá) de farinha
1 pimentão vermelho fresco
1 lata de grão de bico
Tempero: sal, pimenta e cominho
Modo de preparo
Cozinhe a quinoa e a cevada conforme indicados na embalagem e corte o pimentão vermelho em pedaços grandes e

asse-os. Agora coloque tudo no liquidificador; a batata doce, uma colher de chá de azeite, a farinha, o grão de bico e os temperos.

14. Sanduíche Vegano

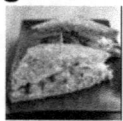

Porção: 1
Tempo de preparo: 5 minutos
Ingredientes:
2 fatias de pão integral
2 colheres (chá) de homus (pasta de grão-de-bico)
3 fatias de pepino
2 fatias de tomate
3 pedaços de abacate
1/4 xícara (chá) de brotos de alfafa
1/4 xícara (chá) de cenoura ralada
Modo de preparo
Monte um delicioso sanduíche vegano espalhando homus no pão e depois

coloque os legumes, um após o outro e está pronto.

15. Sopa de grão-de-bico

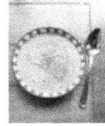

Porções: 5
Tempo de preparo: 1 hora
Ingredientes:
3 latas de grão-de-bico
1/4 xícara (chá) de azeite de oliva
4 xícaras (chá) caldo de legumes
1 colher (chá) de tomilho fresco
1/2 colher (chá) de flocos de pimenta vermelha (opcional)
Tempero: sal Kosher e vinagre de cereja
Modo de preparo
Primeiro lave e escorra o grão-de-bico. Aqueça uma panela grande e coloque 2 colheres de chá de azeite, alho, tomilho e a pimenta. Cozinhe por 7 minutos e mexa de vez em quando. Agora, adicione o grão-de-bico e cozinhe por mais 3 minutos. Adicione o caldo, mexa e cozinhe

lentamente, por 35-40 minutos. Coloque mais 3 colheres de chá de azeite, e prepare o misturador e não se esqueça do tempero. Sirva quente.

16. Massas Veganas

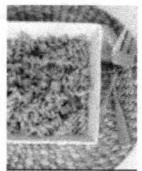

Porções: 4
Tempo de preparo: 30 minutos
Ingredientes:
450 gramas de macarrão integral Fusilli
4 colheres (chá) de vinagre
2 colheres (chá) de mostarda Dijon
2 colheres (chá) de azeite de oliva
1 colher (chá) de cada, manjericão e orégano secos
2 pimentões vermelhos picadas
2 pimentões amarelos picadas
Picles
3 pés de aipo
1/2 xícara (chá) de cenoura ralada
Modo de preparo

Em uma tigela, misture o vinagre e o azeite e reserve. Cozinhe o fusilli como indicado na embalagem, em seguida, coloque o macarrão na mistura de vinagre e azeite. Então, adicione o manjericão seco e orégano e misture. Misture novamente. Finalmente, adicione os picles, os pimentões, o aipo e a cenoura. Após, coloque a mostarda e misture, deixe na geladeira até a hora de servir.

17. Macarrão com brócolis e queijo

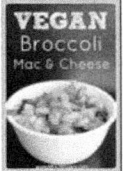

Porções: 2
Tempo de preparo: 40 minutos
Ingredientes:
1 xícara (chá) de macarrão em forma de cotovelo
1 xícara (chá) de brócolis refogados
2 colheres (chá) de mostarda Dijon
3/4 xícara (chá) de purê de abóbora
3/4 xícara (chá) de leite de soja
1 colher (chá) de alho em pó

6 colheres (chá) de levedura nutricional
Tempero: sal e pimenta

Modo de preparo

Primeiro, cozinhe o macarrão como indicado, enxague, escorra bem e reserve. Em uma panela, em fogo médio, coloque o leite, o alho, a mostarda e a levedura. Mexa bem e vai notar que a mistura está ligeiramente espessa. Agora, adicione o purê de abóbora e mexa novamente. Finalmente, tempere o macarrão com sal e a pimenta e adicione os brócolis e mexa pela última vez. Sirva imediatamente, enquanto estiver quente.

18. Calzones veganos

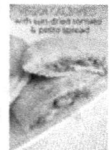

Porções: 3
Tempo de preparo: 4 horas
Ingredientes:

<u>Para a massa</u>

1.5 xícaras (chá) de farinha
1 colher (chá) de levedura nutricional (*)
3/4 xícara(chá) de água morna, talvez mais

1 colher (chá) de azeite de oliva
1/2 colher (chá) de açúcar de coco
Para o molho de tomate
1/2 xícara (chá) de castanha de caju
1 dente de alho amassado
1/3 xícara (chá) de tomate seco (ao sol)
2 colheres (chá) de azeite de oliva
1 tomate
1/3 xícara (chá) de manjericão fresco
Temperos: sal, pimenta e pimenta em pó
Recheio
Coloque seus legumes favoritos e queijo vegano
Modo de preparo
Em uma tigela, misture a farinha, levedura, açúcar e sal. Adicione água e faça uma bola, cubra a tigela com um pano e deixe duplicar de tamanho. Deixe descansar pelo menos 3 horas. Agora vamos fazer o molho de tomate, coloque todos os ingredientes listados acima no liquidificador, mexa até ficar homogêneo. Poderá haver a necessidade de adicionar um pouco de água e misture bem.
Em seguida, pré-aqueça o forno a 180C. graus, divida a massa em três (3), amasse

em uma superfície enfarinhada e faça bolinhas. Agora, adicione o molho de tomate e os legumes preferidos. Dobre a massa em semicírculo e feche as bordas firmemente. Faça alguns buracos com uma faca ou garfo fino e asse por 10-15 minutos; até que fiquem dourados. Bom apetite!

(*) loja de produtos veganos

19. Macarrão vegano de queijo e pesto

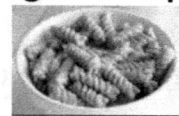

Porções: 4
Tempo de preparo: 30 minutos
Ingredientes:
3 xícaras (chá) de macarrão

Para o molho pesto
1 xícara (chá) de manjericão fresco
1/3 de xícara (chá) de levedura nutricional
1 xícara (chá) de pinhões
4 dentes de alho amassados
1/3 xícara (chá) de óleo de cânhamo ou azeite de oliva
Tempero: sal e pimenta

Para o queijo

1 xícara (chá) de castanha de caju (na água por 2 horas)
1.25 xícaras (chá) de água
1 limão grande espremido na hora
1/2 colher (chá) de cada, páprica, cebola e alho em pó
1/4 xícara (chá) de levedura nutricional
1 pimentão vermelho grande e assado
Sal e pimenta para temperar

Modo de preparo:
Prepare o macarrão "al dente" ou conforme as instruções na embalagem.
Para preparar o molho, basta misturar todos os ingredientes no liquidificador ou processador, mas não bata muito, tem que ficar em grânulos.
Para fazer o molho de queijo, misture também todos os ingredientes descritos, bata bem desta vez. Coloque uma panela em fogo médio com o molho, deixe engrossar um pouco, até atingir a consistência desejada.
Finalmente, despeje ambos molhos na massa cozida e deguste!

20. Tacos de abóbora (Butternut)

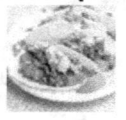

Porções: 2
Tempo de preparo: 35 minutos
Ingredientes:
6 tortilhas (de milho)
3 colheres (chá) de azeite de oliva
1 cebola roxa pequena, descascada e fatiada
1 pimentão vermelho picado
3 xícaras (chá) de abóbora em cubos
1 lata de feijão preto
1 abacate
1 suco de limão espremido na hora
Coentros cortados em cubos
1/4 de colher (chá) de cada, cominhos, páprica e sal
Modo de preparo
Pré-aqueça o forno a 200 C. graus, tempere as abóboras cortadas em cubos com azeite, sal e páprica e deixe assar por 20 minutos.
Em uma panela, fogo médio, despeje uma colher de chá de azeite em seguida as

cebolas, os pimentões vermelhos. Depois, adicione o feijão preto, o suco de limão e os temperos: sal, cominho e páprica.

Agora para montar as tortilhas, aqueça as tortilhas de cada lado por 15 segundos,coloque a abóbora, os legumes e por último o abacate e despeje o suco de limão e o coentro.

21. Salada vegana comTahini

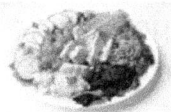

Porções: 1-2
Tempo de preparo: 30 minutos
Ingredientes:
Para o molho;
1/2 xícara (chá) de água
1 limão fresco, grande espremido na hora
1/2 xícara (chá) de castanha de cajucrua (loja vegana)
2 colheres (chá) de levedura nutricional
3 colheres (chá) de azeite de oliva
1 colher (chá) de erva-doce fresca
1 dente de alho pequeno esmagado
Sal e pimenta
1/2 colher (chá) de Tahini

Para a salada:
1 xícara (chá) de alface
1 tomate pequeno picado
1 pepino fatiado
1 cebola picada
1/2 abacate fatiado
1/4 xícara (chá) de cenoura ralada
1/4 xícara (chá) de beterraba fatiada
1/4 xícara(chá) de homus
Sementes de papoula para polvilhar
Modo de preparo
Para o molho
Deixeo caju na água por 2 horas, em seguida misture todos os ingredientes do molho no liquidificador ou processador. Adicione água conforme a necessidade até ficar macia e cremosa.
Para montar a salada:
Coloque a alface como base da salada. Em seguida, coloque o resto dos ingredientes a gosto, despeje o molho cremoso e salpique com sementes de papoula.
22. Salada de grão-de-bico

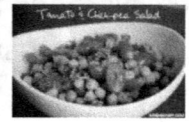

Porções: 3
Tempo de preparo: 10 minutos
Ingredientes:
1/2 colher (chá) de agave (*)
2 colheres (chá) de azeite virgem
1 lata de grão-de-bico
1 tomate picado pequeno
3 dentes de alho amassados
1 colher (chá) de vinagre
Tempero: sal e pimenta
Modo de preparo
Misture todos os ingredientes e deixe na geladeira até servir.
(*) loja vegana (néctar semelhante ao mel)

23. Tortilhas delegumes e queijo

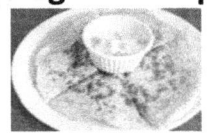

Porções: 2
Tempo de preparo: 50 minutos
Ingredientes:
<u>**Para o queijo:**</u>
1.5 xícaras (chá) de castanhas de caju (embebido na água)
1 dente de alho amassado

2.5 colheres (chá) de levedura nutricional
3 colheres (chá) de suco de limão
1/4 de xícara (chá) de água
Sal e pimenta

Para as tortilhas:
6 tortilhas
1 colher (chá) de óleo de coco
1 abacate grande fatiado
1 tomate grande picado
10 azeitonas pretas
1 xícara (chá) de milho
1 cebola média

Modo de preparo

Para o queijo
Bata todos os ingredientes até ficar cremoso e reserve.

Para as tortilhas
Primeiro, despeje uma camada de queijo cremoso sobre as tortilhas. Misture todos os legumes em uma tigela, em seguida, coloque-os sobre a camada de queijo edepois, cubra com outra tortilha e repita comtodas as tortilhas.

Em uma panela grande, coloque 1/2 colher de chá de óleo de coco e coloque as tortilhas, aqueça por 5 minutos de um

lado, e de outro lado mais 5 minutos.
Salpiquecom cebola picada e sirva.

24. Macarrão com amendoim

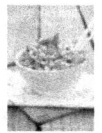

Porções: 2
Tempo de preparo: 15 minutos
Ingredientes:
Um pacote de macarrão
1/4 xícara de manjericão
2 colheres (chá) de azeite de oliva
1/2 xícara (chá) de amendoim
Uma pitada de gengibre
1/2 xícara (chá) de cebola picada
2 dentes de alho amassados
1 colher (chá) de óleo de pimenta
2 colheres (chá) de óleo de gergelim
1 colher (chá) de açúcar
2 colheres (chá) de vinagre balsâmico
2 colheres de sopa de molho de soja
Modo de preparo
Cozinhe o macarrão como indicado na embalagem. Em seguida, em uma tigela grande, misture todos os ingredientes do

molho, exceto o manjericão e a cebola. Agora, despeje o molho sobre a massa cozida e cubra com manjericão e as cebolas. Salpique os amendoins picados sobre a massa e sirva quente.

25. Rolinhosprimavera deabacate

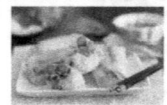

Porções: 4-5
Tempo de preparo: 30 minutos
Ingredientes:
Para os rolos primavera:
10rolinhos primavera
10 espargos
2 abacates fatiados
56 gramas de macarrão de arroz (bifun)
20 folhas de alface
10 folhas de manjericão
Para o molho:
2 colheres (chá) de suco de limão
2 colheres (chá) de suco de laranja
2 colheres (chá) de molho de soja
1 colher (chá) de molho de alho picante
Modo de preparo:
Para os rolinhos primavera:

Primeiro corte as pontas dos aspargos e coloque-os em água fervente e deixe por 7 minutos e retire-os e coloque em umatigela com água e gelo. Em

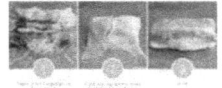

seguida, cozinhe o macarrão conforme as instruções na embalagem. Em outrapanela com um pouco de água, coloqueas massinhas e deixe a água ferver ligeiramente, e retire-as. Coloqueas massinhas em papel vegetal para secar e em seguida,coloque dois pedaços de espargos, depois, o macarrão e os pedaços de abacate e embrulhe formando os rolinhos.Sirva imediatamente com o delicioso molho.

Para o molho:

Em uma tigela pequena, misture todos os ingredientes até ficarem homogêneos.

26. Sopa vegana debatata

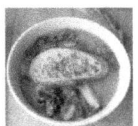

Porções: 2
Tempo de preparo: 50 minutos
Ingredientes:
2 cebolas picadas
3 xícaras (chá) de couve
2 colheres (chá) de azeite de oliva
2 colheres (chá) de alecrim fresco
3 dentes de alho amassados
2 latas de feijão(Canelini)
2 latas de caldo de legumes
4 xícaras (chá) de batatas descascadas e picadas
Sal e pimenta para o tempero
<u>**Para o pão:**</u>
Fatias de baguete
4 dentes de alho picados
1 colher (chá) de alecrim
4 colheres (chá) de azeite de oliva
Modo de preparo
Pré-aqueça o forno a 160 C. graus. Em uma panela, fogo médio, coloque 2 colheres de chá de azeite, as cebolas e mexa por 5 minutos e adicione o alho. Quando ficarem dourados, adicione o caldo de legumes, as batatas, o alecrim e o feijão. Diminua o fogo, tampe a panela e

deixe cozinhar por 40 minutos. Enquanto cozinha, prepare os crostinis. Numa tigela pequena, misture 4 colheres de chá de azeite, uma colher de chá de alecrim e uma colher de chá de alho. Em uma assadeira, coloque o papel manteiga, as fatias de baguete, e despeje a mistura de azeite e asse por 25 minutos.

Finalmente, adicione a couve na sopa e deixe por mais cinco minutos, em seguida, despeje a sopa nas tigelas. Coloque oscrostinis e sirva quente.

27. Salada de couve

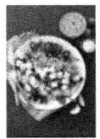

Porções: 2
Tempo de preparo: 30 minutos
Ingredientes:
4 xícaras (chá) de couve cortadas
2 xícaras (chá) demini cenourascortadasem rodelas
1 colher (chá) de suco de limão fresco
3 cebolas roxas picadas

1 colher (chá) de sementes de gergelim
1/2 colher (chá) de agave (*)
1/4 xícara (chá) de tofu
3 colheres (chá) de molho de amendoim, 1/4 xícara (chá) de manteiga de amendoim, 1 colher (chá) de molho de soja, 2 colheres (chá) de xarope de bordo, uma colher (chá) de suco de lima ou limão; 1 colher (chá) de molho de alho picante e água quente.

Modo de preparo

Primeiro, faça o molho de amendoim, misture todos os ingredientes e deixe a água quente para o final. Vai acrescentando água até que o molho fique homogêneo.

Para a salada, escorra bem o tofu com uma toalha de papel, deixe secar por 5 minutos, depois corte em pedaços e coloque o gergelim.

Em uma tigela grande, coloque a couve e misture com uma colher de chá de suco de limão fresco e uma colher de chá de óleo de gergelim. Mexa e prepare o prato de servir. Coloque primeiro a couve, depois as

cebolas, as cenouras e o tofu. Por último, regue com molho de amendoim e sirva.
(*) loja vegana (néctar com sabor de mel)
28. Fettuccine com couve-flor

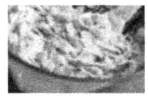

Porções: 4
Tempo de preparo: 50 minutos
Ingredientes:
1 couve-flor média
1 pacote de macarrão fettuccine
Uma colher (chá) de azeite de oliva
1 colher (chá) de alho amassado
1 xícara (chá) de leite de amêndoa (sem açúcar)
1/4 xícara (chá) de levedura nutricional
1 colher (chá) de suco de limão fresco
1 colher (chá) de cebola e alho em pó
Sal e pimenta para o tempero
Modo de preparo
Em uma panela ferva as couves-flores por8 minutos e escorra. Pegue outra panela, e frite o alho no azeite, mexa e junte a couve-flor, leite, levedura, suco de limão, sal, pimenta, cebola e alho em pó. Bata no

liquidificadoraté ficarem cremosos e homogêneos.

Agora, cozinhe o macarrão como indicado na embalagem, enxague e drene o macarrão, em seguida, adicione molho suficiente para cobrir o macarrão, adicione sal e pimenta novamente e, finalmente, salpique coma salsa.

29. Tacos de lentilha e couve-flor

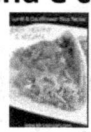

Porções: 4
Tempo de preparo: 20 minutos
Ingredientes:
1 xícara (chá) de lentilha cozida
1 cebola pequena picada
1 colher (chá) de azeite de oliva
2 dentes de alho amassados
Alguns talos de couve-flor
Tempero: sal, cominho, molho de pimenta e pimenta caiena
Modo de preparo
Primeiro, vamos preparar a couve-flor, coloque os pedaços de couve-flor no processador,bata até ficarem em grânulos,

igual ao arroz. Reserve. Coloque em uma frigideira grande, o azeite, a cebola e o alho,mexa e deixe por 3 minutos, adicione a couve-florem grânulos efrite até dourar. Acrescente a lentilha, o molho de pimenta, o sal e a pimenta caiena. Sirva, e coloque esta deliciosa mistura nas tortilhas e sinta-se à vontade adicionando suas próprias coberturascomo tomates cereja ou queijo.

30. Sanduíche de grão-de-bico mexido

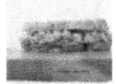

Porções: 2
Tempo de preparo: 25 minutos
Ingredientes:
1 lata de grão-de-bico
1 cebola roxa descascada e picada
1/2 pimentão vermelho
Sal
3 colheres (chá) de condimentos escuros
Creme homus
Modo preparo
Primeiro, lave e escorra o grão-de-bico, em seguida, junte os temperos e mexa. Em

uma panela, borrife o azeite de oliva e adicione as cebolas e o pimentão. Deixe por 5 minutos, e adicione o grão-de-bico mexido eos temperos, adicione sal se necessário. Mexa novamente por mais 5 minutos e apague o fogo. Despeje uma colher de chá de água e uma colher de chá de creme homus.Sirva com torradas ou em qualquer pão vegano que desejar.

Atenção: Se não encontrarcondimentos negros, coloque coentro em pó, cebola e alho em pó, cominho, pimenta branca, tomilho e páprica.

31. Mini tortilla pizza

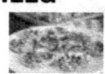

Porções: 3
Tempo de preparo: 20 minutos
Ingredientes:
6 tortilhas de farinha
1 lata de molho de tomate
Queijo parmesão vegano
Legumes de sua preferência
Modo de preparo
Pré-aqueça o forno a 200 C. graus. Borrife a forma com óleo de coco ou azeite de

oliva, corteas tortilhas em pequenos discos e coloque-os na forma. Espalhe o molho de tomate no topo da massa e adicione seus legumes favoritos, por exemplo: abobrinha, azeitonas, pimenta etc. e, finalmente adicione o queijo. Asse por 5-8 minutos e deguste!

32. Sanduíche de tomate e molhopesto

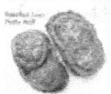

Porções: 2
Tempo de preparo: 20 minutos
Ingredientes:
1 baguete cortada em fatias
1 colher (chá) de azeite de oliva
1 tomate cortado em rodelas
1 colher (chá) de manjericão e alho secos
1/4 xícara (chá) de molho pesto
Sal e Pimenta
Modo de preparo
Primeiro, pré-aqueça o forno a 180 C. graus, espalhe o molho pesto nas fatias de pão, coloque o manjericão, alho, sal e pimenta e duas fatias de tomate. Leve ao forno por 5 minutos e sirva quente.

33. Sanduíche de cogumelos Portobello

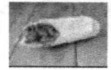

Porções: 4
Tempo de preparo: 25 minutos
Ingredientes:
4 baguetes
4 cogumelos (Portobello)
1 pimentão vermelho
1 pimentão amarelo
1 pimentão verde
1 cebola fatiada
2 dentes de alho amassados
Salsa
1/2 xícara (chá) de caldo de legumes
2 colheres (chá) da farinha de arroz integral
Sal e pimenta
Modo de preparo
Em uma panela, refogue o alho e a cebola em 1 colher de chá de azeite. Após 4 minutos, adicione o resto dos legumes, mexa por 5 minutos, em seguida, adicione a farinha de arroz e mexa por mais 2 minutos. Após, adicione o caldo de

legumes e mexa imediatamente, deixe por 7 minutos e retire do fogo e sirva no pão!

34. Salada de milho e quinoa

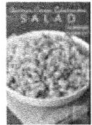

Porções: 3
Tempo de preparo: 10 minutos
Ingredientes:
1 xícara (chá) de milho
1 cebola fatiada
1 xícara (chá) de quinoa cozida
1 xícara (chá) de soja verde sem casca congelada
Suco de limão pequeno espremido na hora
1/2 pimentão vermelho picado
1 colher (chá) de pimenta em pó ou páprica.
1 colher (chá) de tomilho fresco ou seco
1/2 colher (chá) de azeite de oliva
Sal e pimenta
Modo de preparo:
Primeiro, ferva a soja verde, o milho e escorra. Em uma tigela grande, misture todos os legumes. Em outra tigela menor,

mistureo azeite de oliva, suco de limão, sal, pimentae tomilho e despeje sobre os legumes. Sirva como está ou deixe resfriar por 2 horas.

35. Batata doce recheada

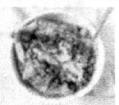

Porções: 2
Tempo de preparo: 1h e 20 minutos
Ingredientes:
2 batatas-doces
1 dente de alho amassado
1 talo de couve
1 lata de feijão preto
1 colher (chá) de azeite de oliva
Sal e pimenta
Modo de preparo
Pegue uma assadeira, forrecom papel manteiga e pré-aqueça o forno a 180C graus. Asse as batatas-doces por 50 minutos. Enquanto está assando, em uma panela aqueça uma colher de chá de azeite, coloque o alho e deixe por 3 minutos, em seguida, adicione a couve, e depois acrescente 1/3 de xícara de água e

deixe cozinhar por 5 minutos. Em seguida, adicione os feijões pretos e mexa. Tire as batatas-doces do forno, abra um buraco grande e recheie as batatas com os legumes.

Sobremesa para Dietas Veganas

Muitas pessoas acham que a dieta vegana é entediante, mas, elas estão completamente equivocadas. Temos muitas ideias para tornar as suas refeições atraentes e saudáveis ao mesmo tempo. Estas são algumas receitas para sobremesas veganas, claro, as Sobremesas. Você vai amá-las!

36. Crumble de Maçã de micro-ondas

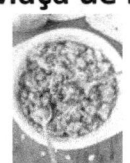

Porções: 2
Tempo de preparo: 5 minutos
Ingredientes:
<u>**Camadas de maçã:**</u>
1 maçã picada em fatias

1 colher (chá) de gengibre e noz-moscada moídos
1 colher (chá) de canela em pó
1 colher (chá) de amido de milho
1/2 colher (chá) de manteiga sem sal
2 colheres (chá) de açúcar mascavo

Farofa crocante:
2 colheres (chá) de mistura para pães sem glúten
2 colheres (chá) de aveia
2 colheres (chá) de açúcar mascavo
2 colheres (chá) de manteiga sem sal
Noz-moscadamoída
Canela em pó

Modo de preparo
Primeiro, para fazer a farofa, basta misturar todos os ingredientes. Agora, em uma tigela à prova de microondas, coloque as maçãs em camadas com a manteiga e deixe cozinhar por 1 minuto, depois adicione o restante dos ingredientes. Polvilhe ascamadas de maçãs com a farofa e deixe no microondas por mais 1 minuto. Sirva quente.

37. Torta creme vegana de banana

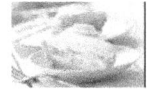

Porções: 9
Tempo de preparo: 90 minutos
Ingredientes:
A crosta:
4 pacotes de biscoitos Oreos
4 colheres (chá) de margarina sem leite
Recheio de creme:
3 colheres (chá) de açúcar
1/3 xícara (chá) de amido de milho
Uma pitada de sal
1.5 xícara (chá) de leite de coco
1 xícara (chá) de leite de amêndoas
1 pacote de tofu drenado
1 colher (chá) de levedura nutricional
2 colheres (chá) de margarina sem leite
2 bananas fatiadas
Cobertura de coco:
1 vidro de leite de coco (coloque na geladeira por uma noite)
Uma pitada de baunilha
2 pacotes de Truvia(adoçante)
1/4 de colher (chá) de Xanthium (*)

Modo de preparo

Primeiro, bata os biscoitos Oreos no liquidificador ou processador, depois adicione a margarina derretida e misture. Coloque na forma e leve ao forno a 190C. graus por 8 minutos. Deixe no refrigerador.

Agora, vamos preparar o recheio. Em uma panela, coloque o açúcar, sal e amido de milho e misture, em seguida, adicione os dois leites e mexa. Coloque no fogo e deixe ferver.

No liquidificador, bata o tofu com 2 colheres de chá de margarina e a levedura, até ficarem homogêneas, semqualquer grânulo,Adicione a mistura de leite e o amido de milho e bata novamente.Deixe a mistura esfriar e despeje na massa gelada.

Coloque as fatias de banana e faça a última camada. Tire o leite de coco do refrigerador use uma faca e faça um buraco no creme de coco, despeje todo o leite em um recipiente e reserve. Agora em um processador, coloque o creme e bata forte até formar picos. Em seguida, adicione a truvia,a baunilha e xanthium, misture novamente e depois coloque sobre as bananas. Deixe esfriar por 3 horas e depois sirva.

Xanthium(*) adoçante, lojas vegana.

38. Cupcake de queijo com manteiga de amendoim

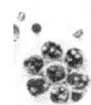

Porções: 12
Tempo de preparo: 30 minutos
Ingredientes:
Base da torta:
3 pacotes de biscoitos Oreos
2 colheres (chá) de óleo de coco
Recheio de queijo:
1.5 xícaras (chá) de castanha de caju crua (loja vegana)
1 limão grande espremido na hora
1/3 xícara (chá) de manteiga de amendoim
1/2 xícara (chá) de xarope de bordo
1/2 xícara (chá) de leite de coco (integral)
2 colheres (chá) de ganache de chocolate
3/4 xícara (chá) de lascas de chocolate sem açúcar
3 colheres (chá) de creme de coco

Cobertura
Chocolate picado com manteiga de amendoim (xícaras)
Modo de preparo:
Pré-aqueça o forno a 160 C graus, forre a forma para os muffins com papel manteiga e reserve. Agora, triture os Oreos e coloque o óleo de coco e espalhe nasformas. Asse por 5 minutos e prepare o recheio. Mergulhe os cajus na água por 4 horas, escorra-os muito bem e adicione o suco de limão, manteiga de amendoim, xarope de bordo, leite de coco e óleo de coco. Bata bem, pode precisar de leite de coco extra para obter uma textura homogênea. Despeje sobre a massa de Oreos e reserve.

Para o ganache de chocolate, em uma tigela à prova demicroondas, derreta as lascas de chocolate e o creme por 30 segundos e mexa, em seguida, coloque no microondas por mais 30 segundos e mexa e assim por diante, até que as lascas se dissolvam completamente e formem o ganache.

Coloque o recheio de queijo e com um palito desenhe círculos formando espirais. Finalmente, polvilhe com a manteiga de amendoim e congele por 4 horas. Pode servir imediatamente ou esperar por 10 minutos.

39. Torta mousse de chocolate

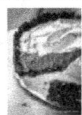

Porções: 12
Tempo de preparo: 25 minutos
Ingredientes:
Base da torta
4 pacotes pequenos de Oreos
4 colheres (chá) de margarina sem leite
Para a mousse
2 xícaras (chá) de lascas de chocolate meio amargo
1 colher (chá) de café instantâneo
1 colher (chá) de baunilha
2 colheres (chá) de xarope de bordo
600 g de tofu (+ suave)
Modo de preparo:
Prepare uma assadeira, coloque papel vegetal e faça a base; processe os

biscoitosOreos até ficarem totalmente triturados, adicione a margarina derretida e misture bem. Coloque na forma e leve ao forno por 10 minutos, e deixe esfriar. Coloque uma tigela em banho-maria,derreta o chocolate ejunte o café, reserve até esfriar.Para a mousse, coloque o tofu no liquidificador, o chocolate derretido, a baunilha, o xarope de bordo e misture até ficarem homogêneos. Despeje sobre a base deOreos e deixe esfriar durante uma noite. Polvilhe com açúcar, se quiser.

40. Biscoitos veganos

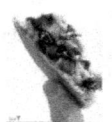

Porções: 12
Tempo de preparo: 30 minutos
Ingredientes:
1 ovo
1/2 xícara (chá) de açúcar mascavo
1/2 xícara (chá) de óleo de coco
1.5 xícaras (chá) de farinha (ou mistura para pães)

2 colheres (chá) de amido de milho
3/4 xícara (chá) de lascas de chocolate
1 colher (chá) de bicarbonato de sódio
Uma pitada de sal

Modo de preparo:
Primeiro, bata o ovo, açúcar, o óleo, a baunilha até obteruma textura homogênea. Depois, adicione o resto dos ingredientes, bata novamente e no finalcoloque o chocolate. Dividaa massa em 12 bolinhas, cubra e deixe esfriar por 2 horas. Aqueça o forno a 180 C. graus, coloque papel manteiga na assadeira e depois as bolinhas. Empurre com uma colher levemente na superfície da massa e asse por 10 minutos. Deixe esfriare sirva.

41. Brownies de Caramelo

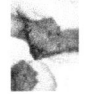

Porções: 9
Tempo de preparo: 45 minutos
Ingredientes:
1.5 xícaras (chá) de lascas de chocolate

1/3 xícara (chá) de açúcar
3/4 xícara (chá) de caramelo vegano
Uma pitada de sal
1/4 xícara (chá) de bicarbonato de sódio
5 colheres (chá) de óleo de coco derretido
3/4 xícara(chá) de farinha de trigo
2/3 xícara (chá) de polpa de maçã

Modo de preparo:

Pré-aqueça o forno a 190 C. graus, Coloque papel vegetal em uma assadeira quadrada e prepare a massa. Em uma tigela, derreta o chocolate, açúcar e o óleo em seguida apague o fogo quando os ingredientes estiverem derretidos e homogêneos. Em outro recipiente, coloque a farinha, o sal e o bicarbonato de sódio e misture bem. Agora, adicione a mistura de chocolate e a polpa da maçã,depois, adicione toda a mistura na assadeira. Despeje um pouco do caramelo, gire o garfo ou palito para formar os desenhos em espirais. Leve ao forno por 30 minutos.

42. Tarte de chocolate e framboesa sem assar

Porções: 10
Tempo de preparo: 15 minutos
Ingredientes:
Base da tarte: 24 biscoitos Oreo se 4 colheres (chá) de margarina
Recheio
1 xícara(chá) de framboesas
1/4 xícara (chá) de conservas de framboesa
170 gramas de lascas de chocolate
1/2 xícara (chá) de leite de coco
Modo de preparo:
No processador triture os biscoitos Oreos e adicione a margarina derretida, mexa bem e coloque em uma forma. Ferva o leite e adicione o chocolate, mexa bem. Em seguida, adicione as conservas de framboesa, mexa novamente e despeje na base da tarte e decore com as framboesas.

43. Massa de biscoito sem assar

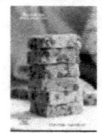

Porções: 8
Tempo de preparo: 20 minutos
Ingredientes:
2 colheres de sopa de leite de amêndoa
2 colheres de sopa de óleo de coco
1/3 xícara (chá) de chocolate vegano
1 colher (chá) de baunilha
1/4 xícara (chá) de açúcar mascavo
3/4 xícara (chá) de farinha de amêndoa
1/4 xícara (chá) de açúcar orgânico (demerara)

Modo de preparo
Em uma panela aqueça o óleo, adicione o leite de amêndoa, a baunilha e o açúcar. Misture bem. Depois em uma tigela, coloque a farinha, o açúcar e o sal, mexa bem e adicione as lascas de chocolate. Forre a assadeira com papel manteiga e coloque a massa, em seguida, deixe resfriar por várias horas. E, depois, corte em barras.

44. Torta de queijo, limão e framboesa

Porções: 8
Tempo de preparo:
Ingredientes:
Massa da torta:
2 xícaras (chá) de amêndoa torrada
2 colheres (chá) de flocos de milho
1/4 xícara (chá) de pasta de tâmara
Para o recheio:
1 xícara (chá) de amêndoa ou leite de coco
1 xícara (chá) de suco de limão fresco
1 colher (chá) de extrato de baunilha
3 xícaras (chá) de macadâmia
3/4 xícara (chá) de néctar de agave (equivale ao mel)
3/4 xícara (chá) de óleo de coco derretido
Para a framboesa:
2 colheres de chá de limão fresco espremido
1 xícara (chá) de framboesas
Modo de preparo:

Para a massa, misture todos os ingredientes, em seguida, forre uma assadeira e coloque a massa. Para o recheio, misture todos os ingredientes no liquidificador de alta velocidade até obter uma consistência homogênea. Reserve 3/4 de xícara do recheio e despeje o resto sobre a massa.

Misture as framboesas com 1/4 de xícara de suco de limão, bata no liquidificador e, despeje umpouco no recheio, faça desenhoscom um palito, e despeje o resto do recheio. Agora coloque mais algumas conservas de framboesas e gire o palito formando novos desenhos. Cuidado para não cometer excessos. Refrigerar por 2 horas e depois servir!

Batidas para Dietas Veganas

Hora das batidas, aqui estão algumas receitas de vitaminas de frutas frescas, extremamente saudáveis. Estas deliciosas bebidas estimulam sua alma, e vão encher o seu corpo de energia!

45. Shake de banana com manteiga de amendoim

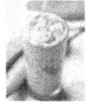

Doses: 2
Tempo de preparo: 10 minutos
Ingredientes:
2 tâmaras (Medjool)
2 bananas congeladas
1 colher (chá) de manteiga de amendoim
1/2 xícara (chá) de leite de amêndoa
1/4 de xícara (chá) de água
1 colher (chá) de sementes de chia
Modo de preparo:
Bater todos os ingredientes, pode acrescentar mais água durante a mistura se precisar. Despeje em copos pré-resfriados.

46. Batida torta de limão

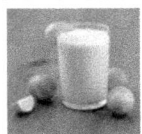

Doses: 2
Tempo de preparo: 10 minutos

Ingredientes:
1.5 xícaras (chá) de leite de amêndoa
1/4 xícara (chá) de castanha crua (vegana)
1/2 abacate
1 colher (chá) de suco de limão
Uma pitada de baunilha
2 colheres (chá) de sementes de chia
Stevia (10 gotas)
2 colheres (chá) de manteiga de coco
1 banana grande congelada
Modo de preparo:
Bater todos os ingredientes, adicione gelo e sirva.

47. Batida cremosa de pêssego

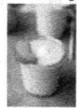

Doses: 2
Tempo de preparo: 10 minutos
Ingredientes:
1 xícara (chá) de leite de amêndoa
1 colher (chá) de manteiga de coco
1 pêssego
1 colher (chá) de sementes de chia
1/4 de xícara (chá) de gelo
Modo de preparo:

Bater todos os ingredientes, despeje nos copos e polvilhe com flocos de coco ralado.

48. Batida de morango anti-inflamatório

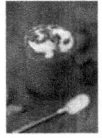

Doses: 2
Tempo de preparo: 10 minutos
Ingredientes:
2 xícaras (chá) de morangos congelados
2/3 beterrabas descascadas, picadas e congeladas
1/2 xícara (chá) de suco de laranja
1 xícara (chá) de leite de amêndoa
1 colher (chá) de gengibre fresco ralado
Castanha de caju crua para decorar
Modo de preparo:
Coloque todos os ingredientes no liquidificador, exceto as castanhas de caju. Polvilhe as castanhas no topo das batidas.

49. Shake bolo de aniversário

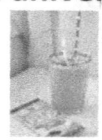

Doses: 2
Tempo de preparo: 10 minutos
Ingredientes:
1 xícara (chá) de leite de amêndoas
1/2 banana congelada
1/2 abacate picado
Uma pitada de extrato de amêndoas
1/4 de colher (chá) de extrato de manteiga
1/4 colher (chá) de baunilha
1 bola de sorvete de baunilha vegano
Modo de preparo:
Misture todos os ingredientes em um liquidificador em velocidade alta e sirva imediatamente, salpique com algumas gotas no topo.

50. Batida de chocolate com manteiga de amendoim

Doses: 2 doses
Tempo de preparo: 10 minutos
Ingredientes:
1 xícara (chá) de leite de amêndoa
1 xícara (chá) de espinafre

2 Tâmaras Medjool
1 colher (chá) de sementes de chia
1/4 colher (chá) de canela
1 colher (chá) de cacau
1 colher (chá) de manteiga de amendoim
Modo de preparo:
Batatodos os ingredientes e desfrute!

Conclusão

Muitas pessoas acham que a dieta vegana é tãoentediante, e que não existem variedades. Coletei estas receitas para ajudar você a manter sua dieta vegana e ainda obter o cálcio e proteínas que seu corpo necessita.

www.ingramcontent.com/pod-product-compliance
Lightning Source LLC
Chambersburg PA
CBHW071901070526
44583CB00016B/1788